AF501278

6°

Hygiène & Salubrité

RÈGLEMENT SANITAIRE

POUR LA

VILLE D'ALGER

EXÉCUTION DES DISPOSITIONS DE LA LOI
DU 15 FÉVRIER 1902
relative à la protection de la santé publique
RENDUE APPLICABLE A L'ALGÉRIE
PAR DÉCRET DU 5 AOUT 1908

Alger — Imp. GOJOSSO, 5, rue Bruce.

MAIRIE DE LA VILLE D'ALGER

Hygiène et Salubrité

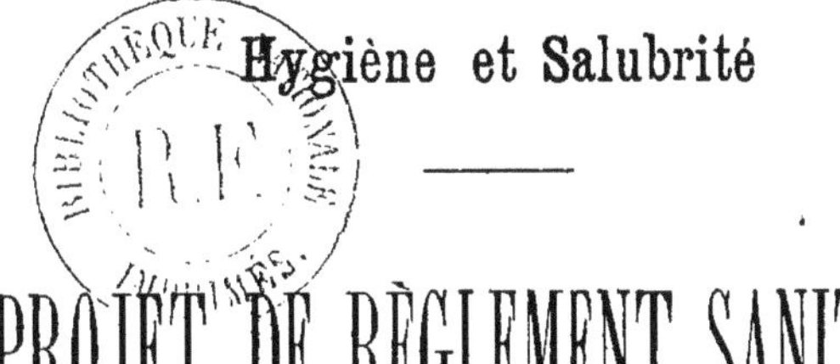

PROJET DE RÈGLEMENT SANITAIRE

(Application du décret du 5 août 1908)

MAIRIE DE LA VILLE D'ALGER

HYGIÈNE ET SALUBRITÉ

PROJET

DE

RÈGLEMENT SANITAIRE

(Application du décret du 5 août 1908)

Monsieur le Maire,

Dans ces dernières années, la Municipalité a dû insister plusieurs fois auprès de l'autorité supérieure, en vue de hâter l'élaboration d'un réglement d'administration publique fixant les conditions dans lesquelles la loi du 15 février 1902 sur l'hygiène et la salubrité serait appliquée à l'Algérie.

Un premier pas fut fait, l'année dernière, dans la voie des desiderata de la Municipalité. Par décret du 17 Juin 1907, applicable à la Colonie dans un délai de deux ans — en juin 1909 — est déclarée obligatoire la vaccination anti-variolique au cours de la première année de la vie, ainsi que la revaccination au cours de la 11e et de la 21e année.

Par un autre décret en date du 5 Août 1908, la loi presque entière du 15 Février 1902 sera appliquée en Algérie, à partir du 15 Août 1909.

L'article 1er de la dite loi sur l'hygiène et la salubrité prescrivant l'établissement d'un réglement sanitaire dans chaque commune, nous avons préparé la rédaction de ce document. Tout d'abord nous nous sommes préoccupé de réunir divers textes épars dans les arrêtés municipaux pris depuis 1883 et ayant trait au service de l'hygiène.

En ce qui concerne particulièrement les habitations, nous avons mis notre projet en concordance avec le réglement de voirie du 3 Mars 1908 approuvé le 2 Juin de la même année par l'autorité préfectorale.

Enfin, après nous être documenté auprès des Municipalités de certaines villes de la Metropole, où la loi de 1902 est soigneusement appliquée, nous avons puisé dans les documents recueillis des dispositions qu'il nous a paru utile d'appliquer à Alger, dans l'intérêt de la santé publique.

Notre projet de règlement sanitaire comprend :

1° Les précautions à prendre, en exécution de l'art. 97 de la loi du 5 Avril 1884, pour prévenir ou faire cesser les maladies transmissibles visées à l'article 4 de la dite loi, — spécialement les mesures de désinfection ou même de destruction des objets à l'usage des malades ou qui ont été souillés par eux, et généralement des objets quelconques pouvant servir de véhicule à la contagion ;

2° Les prescriptions destinées à assurer la salubrité des maisons et de leurs dépendances, des voies privées, closes ou non à leurs extrémités des logements loués en garni et des autres agglomérations qu'elle qu'en soit la nature, notamment les prescriptions relatives à l'alimentation en eau potable ou à l'évacuation des matières usées.

Telles sont, Monsieur le Maire, les dispositions générales du projet de règlement sanitaire ci-joint, établi en exécution des prescriptions de la loi du 15 Février 1902, relative à la protection de la santé publique, rendue applicable à l'Algérie par décret du 5 Août 1908.

J'ai l'honneur de soumettre ce projet à votre examen et à l'approbation du Conseil Municipal.

L'Adjoint délégué aux services de l'hygiène et de la salubrité,

SERRE

Alger, le 26 Novembre 1908.

HYGIÈNE & SALUBRITÉ

RÈGLEMENT SANITAIRE

POUR LA

VILLE D'ALGER

EXÉCUTION DES DISPOSITIONS DE LA LOI
DU 15 FÉVRIER 1901
relative à la protection de la santé publique
RENDUE APPLICABLE A L'ALGÉRIE
PAR DÉCRET DU 5 AOUT 1908

Nous Maire de la Ville d'Alger, Chevalier de la Légion d'Honneur,

Vu l'article 97 de la loi municipale du 5 avril 1884,

Vu la loi du 15 février 1902 sur la protection de la santé publique,

Vu le décret du 5 août 1907 rendant la loi du 15 février 1902 applicable à l'Algérie dans certaines de ses parties,

Vu les instructions du Gouverneur général du 28 juillet 1909

ARRÊTONS :

CHAPITRE PREMIER

ARTICLE PREMIER. — Les docteurs, officiers de santé ou sages-femmes qui constatent l'existence d'une maladie contagieuse comprise dans la liste dressée conformément à l'art. 4 du décret du 5 août 1908 sont tenus d'en faire la déclaration à la Mairie, bureau de l'hygiène.

Ces maladies sont les suivantes :

1 Fièvre typhoïde,
2 Typhus exanthématique,
3 Variole ou varioloïde,
4 Scarlatine,
5 Diphtérie et angine couenneuse,
6 Suette miliaire,
7 Choléra et maladies cholériformes.
8 Peste,
9 Fièvre jaune,
10 Dyssenterie,
11 Infection puerpuérale,
12 Ophtalmie des nouveau-nés,
13 Méningite cérébro-spinale épidémique,
14 Tuberculose (réserves).

A ces maladies, il convient d'ajouter pour les écoles :

La coqueluche, la grippe, les oreillons, l'érysipèle, la rougeole, la teigne, la conjonctivite purulente, l'ophtalmie granuleuse, etc. .

Art. 2. — Les parents, hôteliers, logeurs ou toutes autres personnes ayant garde de malades atteints d'affections contagieuses, épidémiques ou infectieuses sont tenus d'en faire la déclaration dans le plus bref délai à la Mairie ou au commissariat de leur quartier.

Les sages-femmes sont astreintes à cette déclaration en ce qui concerne les femmes atteintes de fièvre puerpérale.

Conformément à l'art. 6 du décret du 29 août 1892, la déclaration à la Mairie de tout cas suspect d'être un cas de choléra ou de peste ou fièvre jaune, est obligatoire dans un délai de 24 heures, pour tout docteur en médecine ou officier de santé qui en constate l'existence, pour le chef de famille ou la personne qui soignerait le malade ou pour toute personne qui le logerait.

Art. 3. — Les habitants de la maison où se produit un cas contagieux, les voisins à défaut de la déclaration des parents, hôteliers ou logeurs, devront faire la même déclaration à la Mairie ou au Commissariat de police.

Art. 4. — Les familles ou les personnes ayant charge d'un malade atteint d'une des affections énumérées à l'art. 1er du présent arrêté devront prendre les mesures de désinfection reconnues efficaces pour les individus, les vêtements, les objets de literie, les meubles et les locaux d'habitation.

Dans le cours de la maladie tous les linges de corps ou de toilette, tous les linges ayant servi et qui seraient changés seront immédiatement désinfectés sur place, puis mis de côté pour être soumis à la désinfection par l'étuve, avant la remise au lavage et au blanchissage.

Art. 5. — Il est interdit de déverser aucune déjection ou excrétion (crachats, matières fécales, pansements, etc...) provenant du malade sur les voies publiques ou privées, dans les cours, dans les jardins, ou sur les fumiers. Ces déjections ou excrétions doivent être recueillies dans des vases spéciaux et désinfectées avant d'être projetées exclusivement dans les cabinets d'aisances. En outre, ceux-ci sont également désinfectés.

Art. 6. — Pendant toute la durée de la maladie, les objets à usage domestique ou personnel du malade et des personnes qui l'assistent, et qui peuvent être considérés comme pouvant servir de véhicules à la contagion, doivent être désinfectés.

Art. 7. — A la fin de la maladie, il sera procédé à une désinfection complète. Les linges de corps, de toilette, les objets de literie, matelas, oreillers, traversins, les rideaux, tentures, etc., seront envoyés à l'étuve. L'appartement sera désinfecté sous la surveillance d'un agent de l'autorité municipale.

Art. 8. — — Les particuliers ont le droit de faire exécuter par un personnel choisi par eux les mesures de désinfection ; mais, dans ce cas, ils devront en prévenir l'Administration et présenter un certificat du médecin traitant constatant qu'il se charge de surveiller, diriger et exécuter les prescriptions hygiéniques.

Cetté désinfection ne pourra être faite qu'à l'aide de procédés préalablement approuvés par le Ministère de l'intérieur, après avis du Conseil supérieur d'hygiène publique de France, conformément à l'art. 6 du décret du 5 août 1908, rendant applicable à l'Algérie la loi du 15 février 1902.

Art. 9. — L'Administration municipale tient à la disposition des particuliers tous les moyens de désinfection : étuves, pulvérisateurs, liquides antiseptiques, désinfectants, etc...

Elle se charge de les appliquer gratuitement chez toutes les personnes qui n'en peuvent faire les frais et qui justifieront de leur indigence par un certificat du commissaire de police de l'arrondissement où elles sont domiciliées.

Art. 10. — Il est expressément interdit aux personnes qui ont chez elles un malade atteint d'affection contagieuse de secouer par les fenêtres ou dans l'escalier ou la cour de la maison qu'elles habitent des tapis, vêtements, etc. Les poussières, les balayures provenant de l'appartement occupé par le malade ne pourront être descendues sur la voie publique. Elles devront être brûlées dans un foyer.

Art. 11. — Il est formellement interdit de vendre des objets de literie et de livrer aux blanchisseuses le linge et les vêtements des personnes ayant été atteintes des maladies indiquées plus haut, sans que ces objets aient été préalablement désinfectés.

Transport du Malade

Art. 12. — Si le malade ne peut recevoir à domicile les soins nécessaires, s'il ne peut être isolé, notamment si plusieurs personnes habitent la même chambre, il doit être transporté dans un établissement spécial.

Les chances de guérison sont alors plus grandes et la transmission de la maladie n'est pas à redouter.

Le transport devra toujours être fait dans une des voitures spéciales mises gratuitement à la disposition du public par l'Administration municipale.

Isolement du Malade

Art. 13. — Le malade, s'il n'est pas transporté, sera placé dans une chambre séparée où les personnes appelées à lui donner des soins doivent seules pénétrer.

Son lit sera placé au milieu de la chambre ; les tapis, tentures et grands rideaux seront enlevés.

Le malade sera tenu dans un état constant de propreté.

Les personnes appelées à donner des soins à un varioleux devront être revaccinées. Elles se laveront les mains avec une solution de sulfate de cuivre faible (à 12 grammes par litre d'eau) toutes les fois qu'elles auront touché le malade ou les linges souillés. Elles devront se rincer la bouche avec de l'eau bouillie.

Elles ne mangeront jamais dans la chambre du malade.

Elles devront avoir des vêtements spéciaux et les quitter en sortant de la chambre.

Jusqu'à la disparition complète de tout danger de contagion, on ne laissera approcher du malade que les personnes qui le soignent. Celles-ci prendront toutes les précautions pour empêcher la propagation du mal.

Art. 14. — Il est interdit d'envoyer sans désinfection préalable aux lavoirs publics ou privés ou aux blanchisseries ou buanderies des immeubles, les linges et effets contaminés et souillés.

Dans le cas où le lavage de ces objets y aurait été néanmoins pratiqué, le propriétaire du lavoir ou de la blanchisserie tiendra l'établissement fermé jusqu'à ce que l'assainissement et la désinfection prescrits par l'autorité sanitaire aient été effectués.

Quant aux buanderies communes des immeubles, elles devront être désinfectées avant que la clef ne puisse être remise aux autres locataires de la maison.

Art. 15. — Aucun matelas, literie et couvertures ayant servi à des malades atteints de maladies transmissibles ne pourront être cardés ou nettoyés par des professionnels de cet état sans avoir au préalable été désinfectés.

Sortie des Malades

Art. 16. — Après guérison, le malade ne sortira qu'après avoir pris les précautions convenables de propreté et de désinfection.

Dans le cas où un malade soigné dans un établissement hospitalier sortirait de cet établissement pour quelque motif que ce soit avant que tout danger de contamination ait disparu pour les personnes avec lesquelles il pourrait se trouver en contact, l'avis doit en être immédiatement donné au Maire par le médecin traitant ou le chef de service responsable. Cet avis, formulé dans les mêmes conditions que la déclaration de maladie, doit indiquer le domicile ou le lieu auquel le malade sortant a déclaré se rendre.

Art. 17. — Les enfants provenant d'un immeuble contaminé ne pourront être admis à l'école, soit publique, soit privée, qu'après un avis favorable du médecin traitant et l'autorisation du médecin inspecteur de l'école.

Refuges et asiles

Art. 18. — Dans les établissements publics et privés recueillant, à titre temporaire ou permanent, des personnes sans asile, les vêtements et effets à l'usage de celles-ci seront aussitôt désinfectés.

La désinfection du matériel et des locaux de ces établissements sera pratiquée pour toute la partie du matériel ayant servi à chaque refugié et au local qu'il a occupé.

Cadavres

Art. 19. — Les cadavres des personnes mortes de maladies transmissibles seront isolés le plus promptement possible.

Les dispositions nécessaires seront immédiatement prises pour assurer la mise en bière et l'inhumation et le cadavre placé dans une couche épaisse soit de charbon ou de sciure copieusement arrosés de désinfectant.

CHAPITRE II

Immeubles. — Ecoulements des eaux et matières à l'égout

Aucune eau ménagère, aucune matière de vidange ne devra avoir d'écoulement sur la voie publique ; elles seront dirigées vers l'égout public le plus voisin.

Les marquises et les auvents devront être disposés de manière à amener toutes les eaux pluviales qu'ils recevront dans les tuyaux de descente de dimensions suffisantes, établis le long de la façade et aboutissant aux égouts ou aux caniveaux.

Les tuyaux de descente disposés le long des façades et qui ne recevront que des eaux pluviales pourront déboucher soit à l'égoût soit dans le caniveau si la disposition des lieux le permet.

Dans ce dernier cas, le constructeur devra se conformer aux indications qui lui seront données par le service des travaux pour la forme et les dimensions à adopter pour les gargouilles d'écoulement sous le trottoir, ainsi que pour les points d'aboutissements au caniveau.

Les prescriptions ci-dessus sont immédiatement applicables aussi bien aux constructions existantes qu'aux maisons neuves en ce qui concerne l'écoulement à l'égout des eaux ménagères ou matières de vidange.

Les constructions anciennes devront être également transformées, de manière à amener les eaux pluviales à l'égout ou au caniveau, suivant le cas, lorsque les dispositions existantes ou les trottoirs attenants à l'immeuble devront subir de grosses réparations,

Dans les rues où il n'y a pas de trottoir les tuyaux de descente devront déboucher au niveau du caniveau.

Disposition de l'évacuation dans les maisons bordant les voies pourvues d'égouts publics visitables.

ART. 21. — Dans les voies pourvues d'égout publics à grande section et dans les autres au fur et à mesure de la transformation des égouts actuels à petite section, en galeries visitables, les propriétaires des maisons riveraines qui écoulent à ces égouts les matières de vidange et les eaux pluviales, devront établir autant que possible les conduits d'évacuation dans des galeries visitables permettant de faire tous les travaux de réparation nécessités par la canalisation d'écoulement de ces eaux et matières sans avoir à ouvrir de tranchées extérieures.

Galeries visitables

ART. 22. — A cet effet il sera établi entre chaque maison et l'égout dans lequel elle déverse ses matières de vidange une galerie dont la section minimun sera de 1 mètre de hauteur libre entre le radier et la clef, 0 m. 60 de largeur au moins aux naissances de la voûte et 0 m. 60 de largeur au radier.

Disposition de la galerie visitable

Art. 23. — Cette galerie sera prolongée à l'intérieur de la maison où un accès lui sera ménagé soit par un puisard, soit par une cave ; l'ouverture d'accès de 0 m. 60 de côté au moins ne devra servir que pour les réparations à faire à l'intérieur de la galerie. Elle aboutira, à l'autre extrémité, contre la paroi de l'égout public, qui restera intacte sur toute son étendue, sauf dans la partie servant de passage au conduit d'évacuation, ainsi qu'il est indiqué ci-après.

Un tuyau d'appel assurera le renouvellement de l'air dans le branchement et l'évacuation des gaz qui pourraient y pénétrer.

Système d'évacuation à l'intérieur de l'immeuble

Art. 24. — Les tuyaux de descente des eaux pluviales situés dans l'intérieur des immeubles, les tuyaux de chute des eaux ménagères et des cabinets devront aboutir dans un siphon principal à fermeture hydraulique placé dans le branchement, avant son débouché sous la voie publique. Ce siphon, dont la section intérieure sera au minimum de 3 décimètres carrés, pourra être en maçonnerie, en grés, en fonte ou en toute autre matière impermeáble et étanche, au choix du propriétaire ; il sera agréé par l'Administration municipale avant son emploi et sa pose. Les tuyaux d'amenée devront être munis, à leur origine, d'un siphon hydraulique ; ils seront prolongés jusqu'au dessus du faîtage, à la hauteur des cheminées ordinaires et ouverts librement à leur extrémité supérieure, pour produire appel d'air. Tous les siphons seront établis de façon à assurer leur fonctionnement régulier et à permettre leur nettoyage et leur dégorgement au besoin.

Les tuyaux de descente ou tuyaux de chute ne pourront être noyés dans les murs ; ceux non conformes à cette disposition seront déplacés lorsqu'il y aura lieu de les réparer.

Il est interdit de jeter, dans les ouvrages destinés à la réception ou à l'évacuation des eaux pluviales, des eaux ménagères et des matières usées, des objets quelconques capables de les obstruer.

Conduit d'évacuation à l'intérieur de la galerie

Art. 25. — Du siphon inférieur principal partira le conduit d'écoulement à l'égout public, qui pourra être en maçonnerie, en gré, en fonte ou toute autre matière imperméable, étanche et suffisamment solide, au choix du propriétaire et avec l'assentiment de l'Administration ; il aura une section intérieure de 3 décimètres carrés au moins et une pente minimum de 0 m. 02 par mètre. Il traversera la paroi de l'égout public dans lequel il sera hermétiquement maçonné pour empêcher toute communication entre l'atmosphère de l'égout et celle du branchement. Il affleurera le parement intérieur de l'égout public et débouchera à 0 m. 15 au dessus du radier de ce dernier.

Vidanges de fosses d'aisances

Art. 26. — Nul ne pourra exercer la profession d'entrepreneur de vidange dans la commune d'Alger sans être pourvu d'une permission du Maire.

Cette permission ne sera délivrée qu'autant que le demandeur aura justifié qu'il possède les voitures, chevaux, tinettes, sceaux et autres ustensiles nécessaires au service qu'il se propose d'exécuter.

Art. 27. — La vidange des fosses ne pourra avoir lieu que pendant la nuit, savoir : du 1er octobre jusqu'au 31 mars, à partir de 11 heures du soir jusqu'à 6 heures du matin, et du 1er avril au 30 décembre, à partir de minuit jusqu'à 5 heures du matin.

Art. 28. — La vidange d'une fosse d'aisances devra être précédée d'une demande écrite adressée au bureau de l'hygiène et de la salubrité qui délivrera l'autorisation.

Cette demande devra indiquer les heures auxquelles l'opération sera commencée et terminée.

Cette autorisation devra être présentée au commissariat de police de l'arrondissement avant midi du jour où doit être effectuée la vidange.

Art. 29. — Afin de prévenir le danger d'asphyxie, les ouvriers seront pourvus d'un flacon de chlorure de chaux concentré.

Art. 30. — Le nombre des ouvriers employés à la vidange devra être au moins de trois par fosse.

ART. 31. — Il est interdit de puiser de l'eau avec des sceaux employés aux vidanges.

ART. 32. — Les vidangeurs qui trouveront dans les fosses des effets quelconques et notamment des objets pouvant faire supposer quelque crime ou délit, en donneront avis au bureau de police.

ART. 33. — Les fosses devront être entièrement vidées, balayées, nettoyées et désinfectées et ne pourront être refermées qu'en vertu d'une autorisation écrite délivrée après une visite faite par un agent du service de la salubrité ; visite qui aura lieu dans les deux heures au plus tard qui suivront la fin de l'opération.

ART. 34. — Un égoutier du service municipal désigné par le service de la salubrité, surveillera l'opération du jet de matières fécales dans les égouts ; il procèdera à l'ouverture et à la fermeture du tampon d'égout.

Cet ouvrier sera payé directement par le propriétaire ou l'entrepreneur de vidange au prix minimum de 0.70 l'heure, sans toutefois que le salaire puisse être inférieur à cinq francs.

Les matières solides ou liquides provenant des vidanges des fosses seront jetées ou déposées sur les points désignés par le service de la salubrité.

ATR. 35. — Les propriétaires des immeubles sont tenus, après avoir fait procéder à la vidange de leur fosse d'aisances, de s'assurer si ces fosses ne présentent pas de fissures et de les mettre en parfait état d'étanchéité, afin qu'il ne se produise pas d'infiltrations,

ART. 36. — Tout entrepreneur de vidange devra aviser l'autorité municipale du défaut d'étanchéité des fosses qu'il aura vidangées.

Art 37. — Tout propriétaire qui ne pourra montrer une pièce constatant que la fosse de son immeuble a été vidangé depuis moins de deux ans sera tenu de la faire mettre en vidange dans un délai de trois mois pour permettre aux surveillants de l'hygiène de constater l'état de la fosse.

Caves

Art. 37 bis. — Les caves ne pourront servir à l'habitation de jour ou de nuit. Elles seront toujours ventilées par des soupiraux communiquant avec l'air extérieur.

Il est interdit d'ouvrir une porte ou trappe de communication avec une cave dans une pièce destinée à l'habitation de nuit.

Sous-sols

Les sous-sols destinés à l'habitation de jour auront chacune de leurs pièces aérée et éclairée au moyen de baies ouvrant sur rue ou sur cour et ayant les dimensions indiquées à l'article 2.

L'habitation de nuit est interdite dans les sous-sols, sauf quand il s'agit d'une pièce qui n'est en sous-sol qu'en partie.

CHAPITRE III

Règles générales de la salubrité des habitations

Conditions d'établissement des foyers et cheminées. — Enchevêtrures

Art. 38. — Il est formellement interdit d'engager des tuyaux de cheminée dans les murs de face sur la voie publique.

Les foyers de toute nature devront être surmontés d'une hotte avec conduit de fumée.

Dans les bâtiments neufs et dans ceux existants en cas de reconstruction des planchers en bois, il sera établi des enchevêtrures au-dessous des âtres et foyers de cheminées.

Le vide au-dessous des foyers s'étendra au moins jusqu'au milieu de l'épaisseur des piédroits et sur une profondeur égale à 1 fois 1/2 celle du foyer à partir du fond de la cheminée, sans que ces dimensions soient jamais moindres de $0^{m}80$ en longueur et $0^{m}50$ en largeur.

Art. 39. — Les conduits de fumée pour foyers ordinaires devront avoir une section égale dans toute leur hauteur, cette section sera au minimun de 2 décimètres carrés 1/4 ; leur paroi intérieure sera éloignée en tous points de $0^{m}16$ au moins de toutes pièces de bois. Ils devront être construits en matériaux incombustibles et imperméables. Ils seront établis de manière à pouvoir être facilement nettoyés dans toutes leurs parties ; ils devront être adossés à des piles ou des murs en maçonnerie ordinaire, ayant au moins 40 centimètres, ou à des murs ou parties de murs en briques, ayant au moins 12 centimètres d'épaisseur sur 1 mètre de hauteur minimum.

Les conduits seront solidement fixés contre les murs tuteurs ils ne pourront pas dévier de la verticale de plus de 30 degrés.

Les souches des tuyaux de cheminées doivent avoir des dispositions à une hauteur telle qu'il n'en puisse résulter aucune incommodité grave pour les logements voisins : dans tous les cas, elles dépasseront au moins de 30 centimètres le faîtage de la maison dont elles dépendent ; elles seront établies de manière à être facilement accessibles à leur partie supérieure.

Forges, fours, fourneaux et cheminées d'usines

Art. 40. — Les forges, les fours, les fourneaux et cheminées d'usines ne pourront être établis sans une autorisation spéciale dans laquelle les conditions particulières à leur établissement seront indiquées. L'isolement des tuyaux de cheminée, la hauteur de leur débouché à l'air et les dimensions des chevêtres prescrits aux articles précédents devront être augmentés en raison de l'importance des foyers desservis. Les forges, fours et fourneaux seront isolés de 60 centimètres au moins des murs voisins et construits avec les précautions nécessaires pour éviter tout danger indépendamment des prescriptions spéciales indiquées dans l'arrêté d'autorisation.

Il est interdit d'une manière formelle de brûler dans les foyers quels qu'ils soient, des combustibles dont la fumée ou l'odeur peuvent incommoder le voisinage.

Isolement des tuyaux de fumée

Art. 41. — Tout conduit de fumée doit desservir un seul foyer et monter dans toute la hauteur du bâtiment et jusqu'au débouché à l'air sans ouverture d'aucune sorte. En conséquence il est formellement interdit de pratiquer des ouvertures dans un tuyau de cheminée traversant un étage pour y faire arriver de la fumée, des vapeurs, du gaz ou même de l'air.

Interdiction d'établir des tuyaux de cheminée en saillie sur la voie publique

Art. 42. — Aucun tuyau de cheminée, de poèle ou d'aération ne pourra déboucher sur la voie publique ou faire saillie sur une façade. Ceux actuellement existants seront démolis dans un délai de six mois, quelle que soit leur disposition.

Art. 43. — Toute pièce pouvant servir à l'habitation de jour ou de nuit, devra être éclairée directement à l'air extérieur. A cet effet, il sera établi partout où ce sera nécessaire, des cours dont la superficie est déterminée par la hauteur maximum de façade que peut avoir la maison qu'elles desservent.

Les superficies à donner à chacune de ces cours sont les suivantes :

9 mètres carrés au minimum pour les maisons pouvant être élevées à 11 m. 60 ;

11 mètres carrés au minimum pour les maisons pouvant être élevées à plus de 11 m. 60 jusqu'à 16 m. 50 ;

13 mètres carrés au minimum pour les maisons pouvant être élevées à plus de 16 m. 50 à 18 m. 50 ;

15 mètres carrés au minimum pour les maisons pouvant être élevées au dessus de 18 m. 50.

Leur largeur minimum sera de 2 mètres dans les cours-biaises, cette largeur minimum de 2 mètres sera représentée par la perpendiculaire élevée sur l'axe de la ligne joignant les milieux des deux petits côtés. Dans ce cas de la cour biaise, il ne pourra y avoir moins de 1 m. 50 entre un jambage quelconque d'ouverture et le mur qui lui fait face. Cette distance de 1 m. 50 sera mesurée sur la perpendiculaire au mur dans lequel est réservée l'ouverture. Pour les cours biaises, dans le cas où elles seraient mitoyennes, il ne pourra y avoir moins de 1 m. 90 entre un jambage quelconque d'ouverture et l'axe du mitoyen mesurés comme il est dit ci-dessus.

Les cours ne pourront être couvertes si elles n'ont au moins 20 mètres carrés de surface. Dans ce cas, l'aération sera assurée par un lanterneau placé à la partie supérieure du ciel vitré et dont la base laissera, avec ce ciel, un espace de 0 m. 80 au moins de hauteur verticale, entièrement découvert ou fermé seulement par des chassis à lames de persiennes et par une ou plusieurs prises d'air sur une rue ou un espace découvert de dimensions suffisantes, établies à la partie inférieure de la cour et dont la surface sera d'au moins 6 décimètres carrés.

Les ciels vitrés des cages d'escaliers seront établis dans les mêmes conditions.

Lorsque plusieurs propriétaires réuniront les cours contiguës de leurs immeubles, la surface totale de la cour ainsi obtenue pourra être réduite, pour deux maisons, à un minimum égal à 1 fois 1/2 les surfaces indiquées à l'article précédent.

Pour trois maisons à 2 fois les mêmes surfaces et 2 fois 1/2 pour 4 maisons de plus.

Les clôtures des immeubles ne pourront dans ces cours dépasser de 3m20 le niveau de la cour la plus élevée.

Il sera de même lorsque les immeubles avec cours contigües appartiendront au même propriétaire. La longueur minimum de chacune de ces cours contigües, ne pourra être moindre de 1m90 de l'axe mitoyen jusqu'au parement extérieur de chacun des deux murs qui lui font face.

Courettes

Art. 44. — Les cuisines et water-closets devront être éclairés et créés directement à l'air extérieur. A cet effet, il sera établi, partout où ce sera nécessaire des courettes dont la superficie sera égale au moins à la moitié de la surface des cours fixée par l'article 43 ; leur plus petite dimension ne pourra être moindre de 1 mètre 50.

Les courettes servant à éclairer exclusivement des water-closet pourront n'avoir qu'un mètre carré de section et leur plus petite dimension ne pourra être moindre de $0^{m}75$.

L'aération sera assurée au moyen d'ouverture à la partie inférieure communiquant directement avec la rue ou un espace découvert de dimensions suffisantes ; ces ouvertures auront au moins 4 décimètres carrés de surface totale.

Pour assurer aux deux catégories de courettes ci-dessus le maximum d'aération, le constructeur sera tenu de les laisser dégager librement à l'air extérieur, c'est-à-dire sans interposition ni au sommet ni en aucun point de leur hauteur d'une couverture quelconque. Quand dans les maisons contigües des courettes seront adossées, chacune d'elles, considérée isolément, devra avoir au moins la surface réglementaire ci-dessus prescrite et rester libre de toute couverture comme il est dit au paragraphe précédent.

Le sol des cours et courettes sera toujours dressé de manière qu'il ne s'y forme aucun dépôt ou cloaque. Le sol des allées vestibules, escaliers, passages et couloirs à usage commun sera maintenu uni, sans trous ni défoncements d'aucune sorte.

Cabinet d'aisances

ART. 45. — Lorsque chacun des appartements d'un immeuble ne sera pas pourvu de cabinet d'aisances, il devra en être établi au moins un à usage commun par étage et par trois pièces habitables au plus. Dans ce cas, il y aura un robinet d'eau à proximité de ce cabinet.

Tous les cabinets seront mis en communication directe avec l'air extérieur par une fenêtre ouvrant sur une rue, une cour ou une courette.
Tous les sièges devront être munis d'une cuvette à fermeture hydraulique permanente.
Le sol des cabinets sera uni et construit en matériaux imperméables.

Fosses d'aisances

ART. 46. — Les fosses d'aisances sont interdites en principe dans la commune d'Alger ; néanmoins, dans le cas où les constructions pour lesquelles l'établissement d'une fosse est demandé se trouveraient à plus de 60 mètres de l'égout le plus voisin, l'autorisation pourra en être accordée. Dans ce cas, l'arrêté d'autorisation indiquera les conditions d'établissement et les dispositions qui devront être prises. Il est formellement interdit de fermer une fosse d'aisances et de la mettre en usage avant qu'il n'ait été procédé, dans les huit jours, par un agent du service des travaux communaux, à sa visite, à la vérification des diverses conditions imposées par l'autorisation et notamment de son étanchéité.

CHAPITRE IV

Alimentation d'eau

ART. 47. — Dans les agglomérations pourvues d'une distribution publique d'eau potable, les habitations en bordure des rues parcourues par une canalisation lui seront reliées par un embranchement spécial. Celui-ci desservira, autant que possible, les différents étages en cas de locations multiples de ces immeubles ou tout au moins l'usage de l'eau potable sera assuré à tous les locataires.

Dans le cas où un immeuble est, en outre, desservi par une canalisation d'eau non potable, cette canalisation sera rendue distincte par une couche de peinture de couleur déterminée, et il n'existera aucune communication dans les maisons entre les deux réseaux de distribution.

Tout appareil de puisage ou de prise d'eau sera établi de telle sorte qu'il ne devienne une cause d'humidité pour la construction.

Les réservoirs d'eau potable auront leurs parois formées de matières qui ne puissent être altérées par les eaux. Le plomb en sera exclu.

Ils seront hermétiquement clos à leur partie supérieure, de façon que les poussières, les liquides ou toutes autres matières étrangères n'y puissent pénétrer.

Ils seront soustraits au rayonnement solaire et éloignés des conduits d'évacuation des eaux ménagères et des matières usées. Leur partie inférieure sera munie d'un robinet de nettoyage. Ils seront tenus en état constant de propreté.

Dans les constructions neuves, partout où la canalisation d'eau le permettra, l'immeuble devra être pourvu de concessions d'eau basées provisoirement sur le pied de 20 litres d'eau par chambre d'habitation et par jour, étant entendu que ces concessions seront portées à 25 litres d'eau le jour où seront terminés les travaux exécutés par la Ville pour augmenter la quantité d'eau amenée à Alger.

Dans ce cas, les cabinets d'aisances seront pourvus de cuvettes avec appareils hydrauliques d'un modèle accepté par l'Administration.

Les réservoirs d'eau seront tenus hermétiquement clos et nettoyés tous les trois mois.

Puits et citernes

Art. 48. — Aucun puits ne pourra être utilisé pour l'alimentation privée ou publique, s'il n'est situé à une distance convenable des cabinets et fosses d'aisances, de fumiers et dépôts d'immondices.

Les parois des puits seront étanches Ils seront fermés à leur orifice et protégés contre toute infiltration d'eaux superficielles par l'établissement d'une aire en maçonnerie bétonnée, large d'environ deux mètres, hermétiquement rejointe aux parois des puits et légèrement inclinée du centre vers la périphérie.

Les puits seront tenus en état constant de propreté. Il sera procédé, en outre, à leur nettoyage ou à leur désinfection, sur injonction du Maire après avis conforme du bureau d'hygiène, ou de l'autorité sanitaire, dans les conditions prévues à l'article 11 du décret du 5 août 1908.

Les puits ou citernes dont l'eau servant d'eau potable serait reconnue malsaine devront être immédiatement fermés et comblés.

En cas d'usage de l'eau des citernes pour l'alimentation, les parois de cette citerne et les tuyaux d'amenée seront imperméables.

L'orifice des citernes sera clos, et l'eau ne pourra y être puisée qu'à l'aide d'une pompe ou d'un robinet siphoné, suivant le cas. Des dispositions seront prises pour que les premières eaux pluviales ne soient pas versées dans les citernes.

CHAPITRE V

Entretien des habitations

Art. 49. — Toutes les façades sur rue ou sur

cour seront maintenues en état de propreté ; si ces façades sont enduites en plâtre, elles seront repeintes tous les cinq ans ou badigeonnées après nettoyage.

Art. 50. — Les parties peintes ou blanchies des allées, vestibules, escaliers et couloirs, à usage commun, notamment les murs, plafonds et boiseries des cabinets d'aisances seront lessivées ou blanchies au moins tous les trois ans, ou plus souvent si le bureau d'hygiène le juge utile.

Art 51. — Des tampons ou couvercles mobiles à charnières fermeront les lunettes des sièges des cabinets d'aisances.

Art. 52. — La maçonnerie des sièges des cabinets d'aisances communs, ainsi que les planchers des sièges, seront tenus en bon état d'entretien et de propreté.

Art. 53. — Les portes et fenêtres seront en bon état de fonctionnement pour qu'on puisse les ouvrir et les fermer facilement, en vue d'aérer à volonté et suffisamment les habitations.

Art. 54. — L'aire de toute pièce habitable devra être maintenue en bon état d'entretien de manière à permettre des lavages fréquents.

Art. 55. — Les murs, cloisons et plafonds des habitations seront entretenus de façon qu'il n'y ait ni lézardes, ni crevasses pouvant donner passage à l'air extérieur ni à des infiltrations quelconques.

Entretien des habitations

Escaliers. — Terrasses

ART. 56. — Les escaliers seront aérés et éclairés dans toutes les parties, et dans les conditions visées à l'article 45. Les terrasses seront maintenues en état constant de propreté. Le sol en sera imperméable et une pente suffisante permettra l'écoulement des eaux dans les gouttières. D'autre part, les logements sur terrasses seront construits avec des parois suffisamment épaisses pour éviter les trop fortes radiations solaires, le froid ou l'humidité.

Tous les enduits intérieurs des logements seront maintenus en bon état d'entretien.

ART. 57. — Les tuyaux de fumée seront visités essayés, réparés chaque fois qu'il sera utile. Ils seront ramonés au moins une fois chaque année.

Salubrité des logements tenus en garnis

ART. 58. — Le nombre des locataires qui pourront être reçus dans chaque chambre sera proportionnel au volume d'air qu'elle contiendra. Le volume ne sera jamais inférieur à 14 mètres cubes par personne. La hauteur sous plafond ne devra pas être inférieure à 3^{m}20 l'intervalle entre chaque lit sera de 0^{m}80 au minimum et les allées entre les rangées de lits n'auront pas moins de 1 mètre.

Le nombre maximum de personnes qu'il sera permis de recevoir dans chaque chambre sera inscrit d'une manière apparente sur la porte d'entrée.

Les couchettes seront en fer. L'usage des sommiers dits élastiques est interdit ; ne sont autorisés que la toile de sangle fixée au lit de fer, sans intervention de cadre de bois, et les sommiers élastiques en acier sans garnitures ni rembourage.

ART. 59. — Le sol des chambres ou chambrées, toujours en bon état d'entretien, sera disposé de façon à permettre des lavages fréquents, sans qu'il puisse se produire des infiltrations aux étages inférieurs.

Les chambres devront répondre aux prescriptions du règlement général de voirie du 20 mars 1908.

Les chambrées c'est-à-dire les chambres qui contiennent plus de deux locataires devront être pourvues d'une cheminée ou de tout autre moyen d'aération permanente.

ART. 60. — Les murs seront badigeonnés à la chaux, ou mieux peints à l'huile et lavés fréquemment.

Les papiers peints sont rigoureusement interdits dans les chambrées.

ART. 61. — Chaque lit sera muni d'un crachoir émaillé à liquide antiseptique, facile à désinfecter.

Une affiche en gros caractères indiquera qu'il est défendu de cracher par terre

ART. 62. — Chaque maison en garni devra être pourvue d'eau de lavage en quantité suffisante pour assurer la propreté et la salubrité de l'immeuble et d'eau potable pour pourvoir aux besoins des voyageurs.

Art. 63. — Il y aura au moins un cabinet d'aisances pour dix personnes. Ces cabinets badigeonnés à la chaux ou peints à l'huile et tenus en état constant de propreté, seront suffisamment aérés et éclairés directement.

Ils seront pourvus de chasses d'eau et de siphons.

Art. 64. — Les propriétaires des garnis devront informer de suite le bureau d'hygiène en cas de maladies qui viendraient à se produire dans leur établissement.

Si le ou la malade n'a pas de médecin attitré, la Ville requerra un médecin qui ira constater la nature de la maladie.

Le logeur sera tenu de déférer aux injonctions qui lui seront adressées à la suite de cette visite, notamment en ce qui concerne l'isolement des malades, la désinfection des linges, des vêtements et des locaux.

Art. 65. — Il est complètement interdit aux propriétaires ou locataires européens ou indigènes de recevoir et loger à la nuit dans un appartement ou une pièce louée par eux sans en avoir au préalable reçu l'autorisation du Maire, qui fixera le nombre de personnes qui pourront coucher dans la même chambre.

Le nombre de personnes admises dans chaque chambrée sera proportionnel au cube d'air de la pièce à raison de 14 mètres cubes au moins par personne.

Cafés maures

Art. 66 — Le nombre de personnes qui pourront être reçues dans les cafés maures pour y passer la nuit sera déterminé par le Maire. Ce nombre sera proportionné au volume d'air dont dispose le local

Le nombre de personnes qui pourront y être reçues devra être affiché à l'intérieur en arabe et en français, d'une manière apparente.

Art. 67. — Le sol devra être imperméable et disposé de façon à permettre de fréquents lavages.

Les murs et les cloisons et les plafonds seront enduits au plâtre ou au mortier de chaux, maintenus en état de propreté et badigeonnés à la chaux tous les deux mois et plus fréquemment s'il est besoin, à première réquisition.

Art. 68. — Les emplacements destinés au couchage de plusieurs personnes, devront être ventilés au moyen d'un système d'aération permanent. Les objets de couchage tels que nattes, couvertures, coussins, etc., etc., devront être tenus en bon état de propreté et désinfectés une fois par mois.

Art. 69. — Chaque café maure devra être pourvu d'un cabinet d'aisances spécial qui devra être tenu dans un état constant de propreté, il devra être aéré et à défaut de réservoir ou de conduite d'eau pour en assurer le nettoyage, une désinfection journalière sera opérée au moyen de désinfectants ordinaires dont un léger approvisionnement sera toujours laissé dans ce cabinet.

Dans le cas ou la situation du local ne permettrait pas l'établissement d'un cabinet d'aisances, le propriétaire ou le gérant du café maure ne pourra admettre personne à loger la nuit.

Art. 70. — Toutes les fois qu'un cas de maladie quelconque se sera manifesté dans un de ces établissements, le propriétaire ou le gérant devra en faire immédiatement la déclaration au commissaire de police de l'arrondissement. Sur le vu de cette déclaration que lui transmettra le commissaire de police, le Maire prescrira les mesures propres à arrêter la propagation de la maladie.

Le tenancier du café maure sera tenu de s'y conformer.

CHAPITRE VI

Fondoucks

Art. 71. — Les locaux où les fondoucks pour être exploités devront se trouver principalement dans les conditions suivantes :

1° Etre munis d'une cour intérieure, suffisamment grande pour assurer les dégagements et une aération convenable et sur laquelle les écuries, hangars ou remises devront prendre jour et accès. Le sol de cette cour et des écuries sera étanche avec une pente suffisante pour permettre l'écoulement rapide des urines et eaux de lavage. Ces eaux devront être conduites à l'égout de la Ville, au moyen de rigoles aboutissant à des grilles intérieures munies de siphons ;

2° Les parois des écuries devront être enduites d'un revêtement hydraulique jusqu'à deux mètres de hauteur au moins ;

3° Les constructions en bois ne seront qu'exceptionnellement tolérées dans les conditions déterminées pour chaque établissement par les services de la Voirie et de l'Hygiène ;

4° Les dépôts de fourrages seront séparés des écuries par des murettes en briques et les planchers à fourrages seront recouverts de carrelages;

5° Les chambres destinées à loger les voyageurs devront être suffisamment éclairées et aérées; l'établissement devra comporter des cabinets d'aisances en quantité suffisante pour les besoins de la clientèle. Ces cabinets seront établis dans les formes et suivant les conditions prescrites par l'arrêté de voirie du 18 Mars 1908 ou de tout autre règlement à intervenir.

ART. 72. — Dans chaque fondouck devra être installé un bassin ou piscine de grandeur suffisante pour les ablutions des passagers.

Tout fondouck qui n'aura pas un puits ou une citerne dont l'eau aura été reconnue salubre et en quantité suffisante, devra être muni d'une concession d'eau à régler suivant l'importance du fondouck.

Ces concessions seront délivrées dans les conditions du règlement municipal du 20 août 1885.

ART. 73. — Tout propriétaire ou exploitant de fondouck est tenu de procéder tous les jours, à l'enlèvement des fumiers. au lavage en grand du sol et au nettoyage des chambres servant aux voyageurs.

L'enlèvement des fumiers et produits du nettoyage devra être fait avant six heures du matin en été et sept heures en hiver, au moyen de voitures à parois pleines et couvertes de bâches.

ART. 74. — Les parois des écuries et des chambres devront être blanchies à la chaux au moins tous les deux mois et plus souvent, si l'autorité municipale le juge nécessaire.

Art. 75. — Le nombre des voyageurs qui pourront être reçus, dans chaque chambre, sera proportionné au volume d'air qu'elle contiendra ; ce nombre sera indiqué pour chaque établissement par l'autorité municipale.

Il est formellement interdit de recevoir et de loger un nombre plus considérable de personnes que celui qui sera fixé.

Art. 76. — Il est défendu d'admettre dans les chambres communes, des personnes de sexes différents.

Art. 77. — Toutes les fois qu'un cas de maladie contagieuse ou épidémique se sera manifesté le propriétaire ou l'exploitant en fera immédiatement la déclaration au Commissaire de police du quartier. Sur le vu de cette déclaration, le Maire prescrira les mesures propres à arrêter la propagation de la maladie. L'exploitant du fondouck sera tenu de s'y conformer.

Art. 78. — Le propriétaire ou exploitant d'un fondouck est tenu également de déclarer dans la même forme les cas de maladies contagieuses qui pourraient se produire parmi les animaux, admis dans son établissement ou qui y auraient séjourné.

CHAPITRE VII

Boucheries. — Charcuteries. — Triperies

Art. 79. — L'ouverture de tout étal de boucherie, de charcuterie et triperie devra être, à l'avenir, précédé d'une déclaration faite à la Mairie et sur timbre.

Il en sera délivré récépissé en forme d'expédition des actes administratifs.

Ce récépissé contiendra en outre les conditions d'hygiène et de salubrité imposées en vertu du présent règlement, pour chaque étal de boucher, de charcutier et de tripier.

La déclaration devra désigner au moyen d'un croquis les locaux dans lesquels l'étal doit être installé. Elle sera renouvelée à l'occasion à chaque changement de propriétaire ou d'exploitant

ART. 80. — Aucune boucherie ou charcuterie ne pourra être ouverte au public qu'après visite par les agents municipaux, constatant que les locaux servant à l'exploitation sont appropriés conformément aux prescriptions du présent réglement.

ART. 81. — Les boucheries où il sera débité des viandes de bœuf, de veau, de mouton, devront satisfaire aux conditions suivantes :

1° Le local aura au moins $3^{m}50$ de largeur, 4 mètres de profondeur et $2^{m}80$ de hauteur.

Toutefois, dans les constructions édifiées antérieurement au règlement de voirie du 1er avril 1879, la hauteur pourra être réduite au minimum à $3^{m}20$;

2° L'étal sera fermé dans toute sa hauteur par une grille en fer.

3° Le local affecté à la boucherie ne pourra servir de chambre à coucher, ni communiquer avec, soit directement, soit indirectement.

Il ne contiendra pas de soupente et ne renfermera ni âtre, ni cheminée, ni fourneaux, ni pierre d'extraction de fosse d'aisances, ni tuyaux aboutissant à ces fosses ;

4 Le sol des locaux sera établi en surélévation de la voie publique avec revêtement imperméable.

Il aura une pente suffisante pour l'écoulement des eaux et ne présentera ni flâches, ni cavités d'aucune sorte ;

5° Les murs et les cloisons du local seront revêtus, dans toute leur hauteur, de matériaux imperméables à surface lisse ;

6° D'après les lieux, la ventilation de la boucherie sera obtenue par une prise d'air placée suivant l'indication donnée par les agents municipaux.

Dans le cas d'aération au moyen d'un tuyau, ce tuyau aura section d'au moins 4 décimètres carrés, il s'élèvera jusqu'au faîtage de la maison ou des maisons contigües, si celles-ci sont plus élevées.

La boucherie ne pourra prendre jour sur une cour intérieure qu'au moyen de châssis en verre dormant ;

7° Partout où l'état des canalisations de la Ville le permettra, l'alimentation en eau de la boucherie sera assurée au moyen d'un abonnement aux eaux de la Ville qui ne pourra être inférieur à cinq hectolitres par jour.

Cet abonnement aura lieu suivant le tarif de la 2e catégorie indiquée dans l'arrêté municipal en date du 31 décembre 1878 ;

8° Toutefois et à titre exceptionnel, les eaux de puits ou citernes, dont sont pourvus certains immeubles, pourront être utilisées, et dans ce cas, un réservoir d'une contenance de 500 litres au moins sera disposé dans la boucherie ; ce réservoir sera rempli tous les jours.

Art. 82. — Les boucheries où il sera détaillé des viandes provenant d'animaux de race chevaline ou asine ne pourront fonctionner que dans les conditions prévues à l'art. 81.

Art. 83. — Les paragraphes 4, 5 et 6 de l'art. 81 sont rigoureusement applicables aux locaux dans lesquels sont déposés les déchets de la boucherie.

Art. 84.— Les crochets, destinés à soutenir les viandes en étalage seront dans toutes les boucheries placés de façon à éviter aux viandes de faire saillie sur les murs de façade ou même atteindre le nu de ces murs.

Art. 85. — Des récipients en fer blanc seront placés par les soins des bouchers dans les étals des marchés pour recueillir le sang des viandes suspendues.

Ces récipients, dont le modèle sera fourni par l'Administration communale, devront faire le tour de l'étal, ils seront tenus en parfait état de propreté.

Charcuteries

Art. 86. — Les laboratoires et cuisines affectés à la préparation des viandes de charcuterie seront installés dans des rues pourvues d'égouts et d'une canalisation d'eau.

Art. 87. — Les dispositions de l'art. 81 du présent réglement sont applicables aux charcuteries, en ce qui concerne les magasins ou boutiques, sauf le paragraphe 2 relatif à la fermeture.

Les boutiques seront ventilées par deux ouvertures grillées d'au-moins deux décimètres carrés chacune, dont l'une sera placée sous le plafond du côté de la voie publique et l'autre au bas de la porte d'entrée du mur de face.

En outre de ces dispositions les laboratoires ou cuisines devront remplir les conditions suivantes pour que les diverses préparations de la charcuterie puissent se faire avec propreté et ne laisser subsister aucune odeur.

Il y aura une pente suffisante pour assurer l'écoulement des eaux vers un orifice muni d'un syphon obturateur conduisant les eaux, par une canalisation souterraine, à l'égout public.

Une grille sera placée à l'orifice d'écoulement pour arrêter les corps solides.

Les fourneaux et les chaudières seront pourvus d'une hotte de dégagement, conduisant à la cheminée les vapeurs et les émanations, de manière qu'aucune odeur ne puisse pénétrer ni dans la boutique ou magasin, ni dans la maison.

Les fumoirs des viandes construits en matériaux incombustibles, avec porte en fer, seront munis de hottes de dégagement.

Les chaudières destinées à la cuisson des grosses pièces de charcuterie seront engagées dans des fourneaux en maçonnerie.

Les caves et les locaux destinés aux salaisons, devront avoir au moins 2 m. 60 de hauteur et des dimensions suffisantes pour qu'on puisse y circuler librement.

Ils seront convenablement aérés et ventilés ; le sol sera établi conformément aux prescriptions d'imperméabilité indiquées à l'art, 81 ci-dessus.

Art. 88. — Il est interdit de faire usage dans les charcuteries :

1° De saloirs, pressoirs et autres ustensiles qui seraient revêtus de feuilles de plomb ou de tout autre métal, Les saloirs et pressoirs seront construits en pierre, en bois ou en grés ;

2° De vases en poterie ; ces vases seront en grés ou en poterie dont la couverte ne contiendra pas de substances métalliques.

Art. 89. — Il est interdit aux charcutiers d'employer dans les salaisons de viande, des sels de morues, de varechs et de salpétriers.

Art. 90. — L'emploi de bois peints pour obtenir le saurage des viandes est interdit.

Art. 91. — Les débris de viande, ou autres déchets. ne devront pas séjourner dans l'établissement ils seront enlevés tous les jours.

Triperies

Art. 92. — Sont applicables aux triperies l'art. 79 et l'art. 80 et les paragraphes 1, 3 et 4 de l'art. 81 ainsi que l'art. 87.

Art. 93.— Un délai de deux mois à partir de la publication du présent réglement, est accordé aux bouchers, charcutiers et tripiers excerçant actuellement leur commerce pour se conformer aux prescriptions qu'il contient.

Art. 94 — Les bouchers, charcutiers et tripiers qui ne pourraient. par suite de la disposition de l'immeuble, qu'ils occupent, satisfaire à toutes les conditions du présent réglement, continueront à exploiter et seront dispensés de celles de ces conditions reconnues inapplicables. Leurs sucesseurs devront rechercher de nouveaux locaux et établir le nouveau commerce dans les conditions du présent réglement.

Ecuries et Etables

Art. 95. — Les écuries et étables auront leurs murs et leur sol impermeable, le sol de l'aire au fumier sera également imperméable.

Les écuries et étables seront convenablement éclairées et aérées, si leur aération exige des conduits spéciaux, ceux-ci s'élèveront à 1m50 au-dessus du point le plus élevé de la construction. Des pentes convenables et des rigoles conduiront les urines, purins et eaux de lavage à des orifices conduisant directement à l'égoût ou à une fosse étanche dans le cas où l'écurie ou l'étable ne pourrait être branchée à l'égout.

Art. 96. — Le branchement des écuries et étables à l'égout est obligatoire partout où cela sera possible.

Art. 97. — Les fumiers seront disposés sur des emplacements imperméabilisés et seront enlevés tous les deux jours au minimum. En cas de gêne pour les voisins, les fumiers devront être enlevés tous les jours.

Art. 98. — Les caniveaux destinés à l'écoulement du purin ainsi que le sol des écuries ou étables devront être balayés et lavés avec soin tous les jours.

L'habitation permanente de nuit est interdite dans les écuries.

Animaux de basse-cour

Art. 99.— Il est interdit de conserver, sans autorisation, dans la Ville, des porcs, des vaches, ou autres animaux tels que moutons et chèvres.

Les autorisations en ce qui concerne les vaches et les porcs ne peuvent être données que pour deux animaux.

Au dessus de deux vaches et de six porcs adultes, l'établissement rentre dans la catégorie des établissements classés et soumis à leur réglementation spéciale.

ART. 100. — Les poulaillers, pigeonniers, chenils, volières, garennes sont d'une façon générale interdits.

Ils pourront toutefois être autorisés dans la banlieue de la Ville ; mais cette autorisation temporaire pourra être retirée à la première plainte formulée par les voisins ou lorsqu'il sera jugé que les poulaillers ainsi autorisés deviennent une cause d'insalubrité.

CHAPITRE VIII

Salubrité des Ecoles

ART. 101. — Toute école maternelle ou tout établissement primaire public ou privé doit être sous la surveillance d'un médecin inspecteur; pour les écoles publiques, ce médecin est nommé par le Maire, pour les écoles privées, il est nommé par le Directeur ou la Directrice qui doit en faire la déclaration au bureau de l'hygiène.

ART. 102. — Le médecin-inspecteur doit visiter les écoles au moins deux fois par mois et adresser au bureau d'hygiène un rapport bi-mensuel sur l'état sanitaire de chaque école.

Il note sur un registre spécial, tenu par le directeur ou la directrice, les observations qu'il juge utile de faire.

ART. 103. — Le médecin-inspecteur et le directeur de l'école ou la directrice sont tenus de faire au bureau de l'hygiène la déclaration des affections contagieuses ou épidémiques prévue par l,article 5 de la loi, aussitôt qu'ils les auront constatées.

Art. 104. — Les salles de classe doivent être convenablement éclairées et aérées et toujours tenues, ainsi que leurs dépendances, dans un parfait état de propreté.

Art. 105. — Le nettoyage des classes se fera en prenant soin d'éviter de soulever la poussière ; les parquets, bancs, tables, boiseries, etc., seront nettoyés tous les jours à l'aide d'un linge trempé dans une solution antiseptique. Avant de balayer, le sol sera au préalable arrosé avec la même solution.

Art. 106. — Les objets de toilette ne doivent en aucun cas, être communs à plusieurs enfants; ils feront l'objet de nettoyages fréquents.

Les cabinets d'aisances seront tenus dans la plus grande propreté.

Des crachoirs fixes, à liquide antiseptique, seront établis dans les classes et préaux de l'école.

CHAPITRE IX

DE L'ALIMENTATION

Inspection des viandes. — Salubrité des comestibles en vente

Etaux et boutiques

Art. 107. — Tout étal, boutique, dépôt ou entrepôt de viande ou de poisson pourra toujours être fermé par défaut d'hygiène.

Les agents du service de l'hygiène visiteront fréquemment les étaux et les boutiques, les dépôts ou entrepôts des bouchers, charcutiers, tripiers et marchands de poissons établis en Ville ; ils visiteront aussi les boutiques, des épiciers qui vendent de la charcuterie.

Ils s'assureront que la viande mise en vente a été inspectée et estampillée. Celle qui sera trouvée avariée, où corrompue, sera saisie.

Protection des denrées contre les poussières

ART. 108. - Les denrées et produits alimentaires exposés à l'étal des marchands de comestibles et destinés à être mangés sans cuisson préalable, devront être protégés contre les poussières des rues et soigneusement couverts.

Le séchage des pâtes alimentaires sur la voie publique, aux fenêtres et sur les terrasses est absolument interdit.

Denrées corrompues

ART. 109. — Les agents du service de l'hygiène visiteront les denrées alimentaires diverses, telles que : poisson, gibier, volailles, légumes, champignons, fruits exposés en vente sur les différents marchés de la Ville.

Visite des dépôts ou boutiques

ART. 110. — Les bouchers, charcutiers, etc. ne pourront sous aucun prétexte, refuser l'entrée de leurs établissements, échaudoirs, étaux, boutiques, dépôts ou entrepôts aux Agents des Services de l'hygiène et de la salubrité ; ils ne devront soustraire à l'inspection aucune des viandes ou de poissons qu'ils détiendront au moment de la visite.

Surveillance des viandes et denrées

ART. 111. — Les Agents de l'hygiène pourront exiger toutes les manipulations nécessaires pour un examen de ces viandes et ils pourront prélever les échantillons nécessaires pour un examen microscopique.

Le transport des viandes devra être effectué conformément aux prescriptions de l'arrêté municipal du 7 novembre 1900.

Ils exerceront une surveillance rigoureuse sur les produits alimentaires et les viandes transportés sur des baladeuses.

CHAPITRE X

Salubrité des voies publiques et privées

ART. 112. — Les entrepreneurs de travaux, exécutés sur la voie publique, ou en bordure de la voie publique, seront tenus de posséder des tombereaux clos et étanches et en bon état.

ART. 113. — Les tombereau et voiture chargés de sable, décombres, matériaux, fumiers et tous autres objets susceptibles de salir la voie publique, devront être chargés de manière à ce que les parois de la voiture dépassent de 15 centimètres le sommet du chargement ou soigneusement bachés sur toutes les faces ou le chargement risquerait d'être à découvert.

Résidus insalubres

ART. 114. — Les résidus insalubres de fabriques de gaz ou tous autres établissements classés, les eaux provenant de triperie, charcuterie, les vases des égouts ou fossés, et en général toutes les matières qui pourraient compromettre la santé publique seront transportés dans des tonneaux en tôle absolument clos et étanches. En cas d'impossibilité de transport par tonneaux, et par autorisation spéciale à chaque cas, délivrée par le Bureau d'hygiène, les moins dangereuses de ces matières pourront être transportées par des tombereaux étanches et couverts, chargés de manière à ne rien déverser sur la chaussée, mais seulement la nuit de minuit à cinq heures du matin.

Propreté des étalages et baladeuses

ART. 115. — Les marchands, étalagistes, revendeurs et baladeurs, doivent tenir constamment en état de propreté l'emplacement qu'ils occupent et ses abords. Ils doivent, en s'en allant, emporter dans une petite caisse sous leur voiture, les détritus, débris de viande, poissons, légumes ou fruits qu'ils n'auraient pas pu remettre aux tombereaux de voirie.

Cardage

ART. 116. — Le cardage de la laine et la confection des matelas ou sommiers dans les cours ou sur la voie publique, ne peuvent être tolérés.

Dangers de projections insalubres dans la rue

ART. 117. — Il y a danger pour la santé publique à uriner ou déposer des ordures sur la voie publique ou le long des maisons et des établissements publics. Ces abus sont formellement interdits.

Ordures ménagères

ART. 118. — Les ordures ménagères ne devront

pas être conservées dans les maisons plus de 24 heures ; en aucun cas et sous aucun prétexte, elles ne seront déversées sur la voie publique.

Il est interdit de mettre dans les caisses à ordures des décombres, gravats ou matériaux.

L'épandage et le triage des ordures ménagères placées dans des caisses sur la voie publique, sont expressément interdits.

Dépôts d'immondices interdits

Art. 119. — Il est interdit d'effectuer aucun dépôt, de quelque nature et à quelque heure que ce soit, sauf autorisation spéciale, sur aucune partie de la voie publique (rues, places, quais, ports, berges, etc.) d'y pousser les ordures ménagères ou les simples résidus du balayage des maisons.

Récipients d'immondices

Art. 120. — Le propriétaire ou à défaut le mandataire ou principal locataire de tout immeuble habité, est tenu de faire déposer, chaque jour, soit sur le trottoir, le long de la façade, en un point parfaitemens visible indiqué par l'Administration et ne gênant pas la circulation, soit intérieurement près de la porte d'entrée, un ou plusieurs récipients communs,de capacité suffisante, pour contenir les résidus de ménage de tous les locataires.

Ces récipients, dont le dépôt doit être effectué un quart d'heure au plus avant le passage du tombereau d'enlèvement des ordures, doivent être enlevés immédiatement après et être constamment tenus en bon état.

Ces prescriptions sont applicables, même aux immeubles situés sur les voies non classées ou dans les cours, passages, cités, impasses et propriétés privées.

Animaux morts

Art. 121. — Les animaux morts tels que : poules, chiens, chats, etc. ne pourront, en aucun cas, être dissimulés dans les ordures ménagères et moins encore déposés sur la voie publique.

Ils ne pourront pas d'avantage être emportés avec les décombres ou matériaux ni jetés à la mer.

Ils seront signalés au tombelier, au cantonnier ou à l'agent le plus proche, qui aura à prendre les mesures nécessaires pour l'enlèvement immédiat.

Clôture des terrains

Art. 122. — Tous les terrains appartenant à des particuliers ou à la Ville, situés en bordure des voies publiques ou privées, seront clos de telle façon que l'on ne puisse y pénétrer ou y verser des ordures ou détritus ; le minimum de clôture acceptable est la clôture en planches jointives de deux mètres de hauteur. Il n'est fait exception que pour les terrains de campagne situés dans la commune tant qu'ils sont cultivés et que le propriétaire ou locataire veille chaque jour à leur parfaite propreté,

Les dépôts de fumier, gravois, ordures ou immondices sont absolument interdits dans les terrains en bordure des voies publiques.

Art. 80. — Il est recommandé de ne pas cracher dans les rues autrement que dans les ruisseaux.

Il est également recommandé de ne pas cracher dans les voitures publiques, tramways, wagons et endroits analogues.

Lavoirs

Art. 124. — Les lavoirs seront largement aérés. Les revêtements de leurs parois seront lisses et imperméables; le sol aura des rigoles d'écoulement.

Leurs bassins seront étanches, tenus avec la plus grande propreté, vidés, nettoyés et désinfectés au moins une fois par semaine.

Art. 125. — Le linge sera apporté aux lavoirs dans des sacs qu'on immergera avant d'opérer le tri, beaucoup moins dangereux quand il s'opère avec du linge humide qu'avec du linge sec.

Dispositions générales. — Voies publiques et privées

Toutes les prescriptions du règlement sanitaire sont applicables aux voies publiques et aux voies privées de toute nature et aux immeubles qui y sont construits, même quand ces voies privées sont closes aux extrémités.

Immeubles privés et publics

Art. 126. — Toutes les prescriptions du règlement sanitaire s'appliquent sans exception, à tous les immeubles privés ou publics, y compris casernes, écoles, couvents, églises ou théâtres, en un mot tous immeubles habités ou servant à des réunions en commun, sans exception dans tout le territoire de la commune.

Art. 127. — Nul ne pourra s'opposer aux visites et enquêtes des agents du bureau d'hygiène, dûment mandatés à l'effet de veiller à l'application du présent règlement.

Pénalités

Art. 128. — Seront punis des peines portées à l'art. 471 du Code pénal, quiconque, en dehors des cas prévus par l'art. 21 de la loi du 30 novembre 1892, aura commis une contravention aux prescriptions du présent règlement sanitaire.

En outre, seront punis conformément aux pénalités indiquées aux articles 23, 24, 25 et 26 du décret du 5 août 1908, tous contrevenants passibles des amendes et pénalités prévues par ces articles et par les articles 257, 463, 471, 479 et 480 du Code pénal, dont les articles sus indiqués du décret du 5 août 1908 rappellent l'application.

Les contraventions dites de grande voirie restent également applicables.

Prescriptions antérieures

Art. 129. — Sont maintenues, les dispositions des arrêtés antérieurs qui n'ont rien de contraire au présent règlement.

Art. 130.— Le Secrétaire général de la Mairie, Le Chef de Bureau de l'Hygiène, le Chef du Service des Travaux Communaux, le Commissaire central et les Agents chargés de l'Inspection des Denrées Alimentaires sont chargés, chacun en ce qui le concerne, de l'exécution du présent arrêté.

Alger, le 26 Novembre 1908.

P. Le Maire,
L'Adjoint délégué à l'Hygiène,
SERRE.

Le présent règlement approuvé par le Conseil municipal dans sa séance du 18 Mars 1910.

www.ingramcontent.com/pod-product-compliance
Ingram Content Group UK Ltd.
Pitfield, Milton Keynes, MK11 3LW, UK
UKHW012108240726
13965UKWH00004B/1638